LA SENCILLA CURA MILAGROSA

UN EJERCICIO CURATIVO CONTRA EL CÁNCER

POR: JOHN MERCOLA

La sencilla cura milagrosa: un ejercicio curativo contra el cáncer

Contenido

Descargo de responsabilidad

La información proporcionada en este libro, "La cura milagrosa simple: un ejercicio curativo para el cáncer" se piensa para los propósitos educativos solamente. No pretende sustituir el consejo, diagnóstico o tratamiento médico profesional.

El contenido de este libro se basa en la investigación, la experiencia personal y las experiencias de otras personas que han compartido sus historias. Aunque se ha hecho todo lo posible para asegurar la exactitud e integridad de la información presentada, el autor y el editor no garantizan la eficacia o seguridad de cualquier tratamiento, suplemento o consejo dietético discutido.

El tratamiento del cáncer es un proceso complejo e individualizado que debe ser supervisado por profesionales sanitarios cualificados. Se recomienda encarecidamente a los lectores que consulten con su profesional sanitario antes de realizar cambios en su plan de tratamiento o en su estilo de vida basándose en la información proporcionada en este libro.

El autor y el editor declinan toda responsabilidad por cualquier efecto adverso o consecuencia derivada del uso o la aplicación de la información contenida en este libro. La decisión de utilizar la información contenida en este libro es responsabilidad exclusiva del lector/paciente.

Es importante recordar que el cuerpo y las circunstancias de salud de cada persona son únicos. Lo que funciona para una persona puede no funcionar para otra. Siempre es mejor buscar asesoramiento médico personalizado y la atención de un profesional sanitario cualificado.

LIBROS ESCRITOS POR EL MISMO AUTOR:

* ADIÓS A LA GIARDIASIS

* DESPÍDETE DEL HERPES

* ADIÓS A LA ENFERMEDAD DE CROHN

* LOS ELEMENTOS VITALES DEL BIENESTAR PARA CURAR

EL CÁNCER: TIERRA, AGUA, FUEGO Y ÉTER.

* EL BAÑO CURATIVO DE TREMENTINA

* TB, O NO TB: NUTRIR LA CURA DE LA NATURALEZA:

TRIUNFO SOBRE

   TUBERCULOSIS

* EL TRUCO CONTRA LA TRICOMONIASIS: DESPÍDETE DE

LA TRICOMONIASIS DE FORMA NATURAL

* LA CURA DE BLASTOCYSTIS.HOMINIS

* LA CURACIÓN DE LA HERNIA DE HIATO SIMPLIFICADA:

ENFOQUE GEORGIA KNAPP

* <u>INGENIERÍA DE LA VITALIDAD</u>: EL PLAN NISHI-KNAP PARA LA SALUD Y EL REJUVENECIMIENTO

* <u>CAMBIO DE ACEITE DE VITALIDAD</u>: GUÍA Y PROTOCOLO DE DESINTOXICACIÓN DE TU CUERPO

* <u>FUERA CHINCHES</u>: LA GUÍA DEFINITIVA PARA LA EXTERMINACIÓN NATURAL DE ESTOS MICRO-VAMPIROS

* <u>RECLAIMING HOMO ERECTUS</u>: THE SELF-CHIROPRACTIC HEALING GUIDE TO UPRIGHT LIVING

* <u>ADIÓS A LA AMEBIASIS</u>

* <u>ENFOQUE NATUROPÁTICO PARA ELIMINAR LA PERSISTENTE</u> <u>INFECCIONES VÍRICAS</u>: UN PROTOCOLO EXHAUSTIVO

* <u>MASTERING CANADIAN PHARMACIST EVALUATION EXAM</u>:

PARTE 1 - CONQUISTAR LOS EXÁMENES DE EVALUACIÓN MCQ

*** <u>HEALING THE HAZE: A GUIDE TO BENZO AND BARBITURATE WITHDRAWAL</u>**

*** <u>ENGAÑADOS POR EL PLOMO</u>: DESENTRAÑANDO LA SOLUCIÓN DE DESINTOXICACIÓN PARA LA INTOXICACIÓN POR PLOMO**

Introducción

Este conciso folleto presenta una poderosa herramienta para combatir eficazmente el cáncer, basándose en los conocimientos de renombrados médicos como el Dr. Max Gerson, Katsuzo Nishi y el Dr. Lobrey. El ejercicio descrito no sólo es refrescante, sino también vitalizante, y ofrece beneficios tanto preventivos como terapéuticos contra el cáncer. La persistencia es la clave, ya que el compromiso a largo plazo con este ejercicio puede producir resultados notables.

La obra de Katsuzo Nishi destaca a numerosos enfermos de cáncer que, habiendo recibido diagnósticos terminales de sus médicos, se recuperaron con éxito gracias a la práctica regular de este ejercicio. Del mismo modo, la periodista rusa Maya Gugulan superó el cáncer, que había persistido a pesar de tres tratamientos de quimioterapia fallidos, siguiendo una dieta estricta y saludable e incorporando este ejercicio a su rutina. El ejercicio es excepcionalmente seguro, a diferencia de otros ejercicios con baños de aire que pueden inducir o exacerbar los síntomas del resfriado. De hecho, puede acelerar la recuperación de un resfriado si se practica durante la enfermedad.

Este ejercicio sirve como potente herramienta de desintoxicación, funcionando como una forma de gimnasia cutánea que favorece el retorno venoso de la sangre al corazón. Esta estimulación beneficia al hígado y puede ser beneficiosa para varias dolencias más allá del cáncer, incluyendo problemas digestivos, dolor de colon, trastornos de la piel, problemas de salud mental e infecciones. Al inundar el cuerpo de aire fresco y oxígeno, este ejercicio revitaliza y rejuvenece, ayudando al cuerpo a eliminar gases tóxicos a través de la piel, de forma similar a la función de los pulmones.

El emperador de las enfermedades

El cáncer, a menudo conocido como el "emperador de las enfermedades", va en aumento y se prevé que se convierta en la principal causa de mortalidad en muchos países, superando incluso a las enfermedades cardiovasculares y la diabetes. De forma alarmante, las investigaciones indican que podemos enfrentarnos a un tsunami de casos de cáncer en las próximas décadas.

Según la Organización Mundial de la Salud, se prevén más

de 35 millones de nuevos casos de cáncer en 2050, lo que

representa un aumento del 77% respecto a los 20

millones de casos estimados en 2022. Esta crisis

inminente subraya la necesidad urgente de soluciones

eficaces para combatir el cáncer.

Aunque la industria farmacéutica ha desarrollado algunos

tratamientos prometedores, como la inmunoterapia, es

crucial abordar los problemas subyacentes en lugar de

limitarse a tratar los síntomas. La inmunoterapia, por

ejemplo, pretende reforzar la capacidad del sistema

inmunitario para combatir el cáncer, pero puede resultar

ineficaz si el sistema inmunitario ya está comprometido o

sobrecargado de toxinas. En tales casos, puede ser

necesario desintoxicar el organismo antes de intentar estimular el sistema inmunitario.

Es esencial buscar soluciones integrales que aborden las causas profundas del cáncer en lugar de depender únicamente de tratamientos sintomáticos. Centrándonos en la desintoxicación y el apoyo a las defensas naturales del organismo, podemos trabajar para encontrar soluciones más eficaces y duraderas para combatir esta devastadora enfermedad.

La piel

La terapia del baño de aire, uno de los ejercicios más potentes que se conocen, consiste en exponer nuestro cuerpo al omnipresente elemento del aire. Desde que nacemos, estamos envueltos en este componente esencial de la vida, que forma parte integrante de nuestra existencia. Nuestra piel, el órgano más grande del cuerpo, es un reflejo de nuestro yo más íntimo, representa nuestra personalidad y nuestra psique. No sólo funciona como una barrera protectora, sino también como un órgano vital por derecho propio, a menudo denominado el "segundo corazón". Esto se debe a su papel en el sistema inmunitario, el sistema endocrino e incluso su capacidad para imitar las funciones de otros órganos, como el riñón, el pulmón y el aparato digestivo.

La importancia de la piel se hace aún más evidente en situaciones extremas, como las quemaduras graves, en las que su estado puede influir significativamente en el pronóstico del paciente. En casos de insuficiencia renal, la piel desempeña un papel fundamental en la eliminación del exceso de ácido úrico, un proceso que puede observarse a través de la aparición de escarcha urémica, un depósito de urea cristalizada que se encuentra en la piel de los enfermos renales crónicos. Esto pone de relieve el papel de la piel como órgano vital en el mantenimiento de la homeostasis y la salud en general.

Además, la piel no es una mera barrera pasiva, sino que interactúa activamente con su entorno, respondiendo a estímulos como los cambios de temperatura y las experiencias emocionales. La piel de gallina, por ejemplo, es una reacción familiar desencadenada por la exposición al frío o la excitación emocional, lo que pone de relieve la naturaleza dinámica de la piel. Además, la piel actúa como órgano inmunitario, como demuestra la administración de vacunas mediante inyección en la piel, lo que subraya su papel crucial en la protección del cuerpo frente a agentes

patógenos.

Más allá de sus funciones protectoras y reguladoras, la

piel también sirve como herramienta de diagnóstico,

ofreciendo información sobre la salud y el bienestar de un

individuo. En enfermedades crónicas degenerativas como

el cáncer, la piel suele mostrar un aspecto pálido y

anémico, reflejo del proceso patológico subyacente. Las

enfermedades infecciosas también pueden manifestarse

en la piel, como en el caso de las estrías asociadas a

determinadas afecciones.

La notable versatilidad de la piel queda demostrada

además por su capacidad para absorber sustancias, lo que

permite la aplicación de fármacos y nutrientes a través de

parches y liposomas. Esta característica única subraya el papel polifacético de la piel como barrera protectora y como conducto para intervenciones terapéuticas.

Aunque la piel es una parte importante tanto de la salud como de la enfermedad, no hay mucha información sobre cómo mantenerla sana. Es tan importante para la piel limpiar el organismo como lo es para el hígado. Podemos mejorar la salud del hígado y la salud general en su conjunto ayudando a la piel a desintoxicarse. El Dr. Max Gerson destacó que el hígado es una parte importante del proceso de desintoxicación y que el cáncer a menudo comienza después de que el hígado deja de funcionar correctamente. Un hígado lento que no puede deshacerse de las toxinas correctamente puede hacer que se acumulen sustancias peligrosas en el torrente sanguíneo, lo cual es malo para la salud celular y el funcionamiento del organismo en su conjunto.

Esta descomposición puede hacer que muchos órganos no funcionen correctamente y debilitar el sistema inmunitario, haciendo que el cuerpo sea más propenso a contraer enfermedades por virus, bacterias y levaduras cuando aparecen. Cuando el potencial redox de las células cae por debajo de lo que debería, puede permitir la formación de tumores y otros crecimientos peligrosos. Cuando esto ocurre, el cuerpo se debilita porque su propio crecimiento celular anormal va en contra del orden natural de la vida.

Monóxido de carbono

El monóxido de carbono (CO) es un gas muy tóxico que representa un peligro importante para el bienestar humano y que con frecuencia provoca enfermedades a largo plazo como el cáncer. Aunque carece de visibilidad y olor, puede causar graves daños al organismo, sobre todo cuando la exposición es continua. La propensión del monóxido de carbono (CO) a unirse a la hemoglobina es especialmente preocupante, ya que lo hace con una afinidad de unión 200 veces mayor que la del oxígeno. La menor afinidad de unión del oxígeno a las células dificulta operaciones celulares cruciales y puede provocar diversos problemas de salud.

La intoxicación por CO es especialmente insidiosa, ya que puede desarrollarse gradualmente, alterando así el funcionamiento natural del organismo. Aunque la exposición aguda a cantidades elevadas de CO puede provocar la muerte rápida, la exposición crónica a niveles más bajos es igual de peligrosa debido a su potencial para provocar el desarrollo de cáncer y otros trastornos graves de la salud. El efecto del monóxido de carbono (CO) sobre la oxigenación de las células es extremadamente importante. El organismo necesita una cantidad considerablemente mayor de oxígeno para eliminar el CO de la hemoglobina, lo que agrava aún más el problema.

El cáncer es una de las diversas consecuencias de la exposición prolongada al monóxido de carbono. El abanico de posibles problemas de salud relacionados con la exposición al monóxido de carbono (CO) es muy amplio: fatiga crónica, problemas de memoria, dificultades laborales, trastornos del sueño, mareos, enfermedades neurológicas, parestesias (sensaciones anormales), infecciones recurrentes, dolor gastrointestinal y diarrea. El amplio abanico de síntomas pone de relieve el gran impacto del monóxido de carbono en los sistemas del organismo y subraya la necesidad inmediata de atajar este peligro generalizado para la salud.

Además, aparte de sus efectos inmediatos sobre el bienestar, el monóxido de carbono (CO) también puede tener consecuencias importantes tanto para la seguridad como para la eficiencia del lugar de trabajo. Las personas expuestas a cantidades elevadas de monóxido de carbono (CO) pueden sufrir un deterioro de las capacidades cognitivas, una disminución de la capacidad para tomar decisiones y un descenso del rendimiento general. Las implicaciones de estos efectos pueden tener repercusiones significativas tanto en las personas como en las organizaciones, lo que subraya la necesidad de aplicar medidas para reducir la exposición al monóxido de carbono en los entornos profesionales.

Debido a los graves riesgos para la salud relacionados con la exposición al monóxido de carbono (CO), es imperativo adoptar medidas preventivas para reducir la probabilidad de intoxicación. Esto implica garantizar una circulación de aire suficiente en los espacios cerrados, inspeccionar y mantener de forma rutinaria los dispositivos de gas e incorporar detectores de monóxido de carbono en los entornos residenciales y laborales. Aumentando el conocimiento público sobre los peligros del monóxido de carbono y aplicando medidas preventivas adecuadas, podremos protegernos a nosotros mismos y a quienes nos rodean contra esta amenaza imperceptible.

El baño de aire

El baño de aire es una herramienta y un ejercicio que tiene múltiples beneficios terapéuticos sobre el organismo, lo que lo hace útil en la lucha contra el cáncer. Un factor clave de su eficacia es su capacidad para mejorar la oxigenación. La importancia de la influencia del baño de aire se ve acentuada por los descubrimientos realizados por Otto Warburg hace aproximadamente un siglo, que demostraron que los tumores tenían una mayor tasa de consumo de glucosa en comparación con los tejidos sanos. De forma significativa, observó que una parte sustancial de la glucosa consumida por los tumores sufre una fermentación para producir lactato, en lugar de ser oxidada por mecanismos respiratorios. Además, el cáncer está universalmente asociado a la hipoxia celular y tisular, lo que indica que se trata de un estado marcado por la falta de oxígeno.

La importancia del baño de aire reside en su capacidad para mitigar estos procesos. El baño de aire proporciona al cuerpo aire fresco y oxígeno en abundancia, lo que puede ayudar a contrarrestar la hipoxia celular e invertir potencialmente el proceso de fermentación. La presencia de abundante oxígeno en este entorno produce un ambiente inhóspito para las células cancerosas, que florecen en condiciones anaeróbicas alimentadas por azúcar.

Además, el baño de aire también mejora la circulación sanguínea general. El baño de aire facilita la circulación de la sangre venosa lenta desde la piel hasta el corazón. La mejora de la circulación en la piel, uno de los órganos principales del cuerpo, mejora la circulación en todo el cuerpo. La mejora del flujo sanguíneo contribuye a la eliminación de toxinas al favorecer su expulsión a través de la piel. El baño de aire favorece la respiración cutánea y facilita la eliminación de toxinas, reduciendo así la carga de trabajo del hígado y los riñones.

Otra ventaja significativa del baño de aire en el contexto de la terapia contra el cáncer es su viabilidad. Es universalmente accesible, independientemente de la ubicación geográfica. El baño de aire puede realizarse de forma independiente en la propia habitación, sin necesidad de ningún tipo de apoyo. La rentabilidad y sencillez de esta opción la convierten en una opción práctica para las personas que buscan métodos complementarios para tratar el cáncer.

El ejercicio del baño de aire es un potente tratamiento contra el cáncer porque aumenta los niveles de oxígeno, mejora el flujo sanguíneo y ayuda a eliminar toxinas. La facilidad de integración en la rutina diaria, junto con su rentabilidad, aumenta aún más su atractivo como tratamiento complementario contra el cáncer.

A diferencia del enfoque simplista de los ejercicios de baño de aire propuestos por Lehman y Lobrey, el método de baño de aire defendido por Nishi implica una secuencia de ejercicios más estructurada y sistemática. El método de Lehman simplemente requiere que el paciente

exponga su cuerpo desnudo al aire fresco durante 15 a 20

minutos, mientras que la alternativa de Lobrey implica

cubrir y descubrir el cuerpo para estimular el retorno

venoso, al que se refiere como "el segundo corazón",

ayudando a la circulación general. Por el contrario, el

método Airbath de Nishi incorpora una secuencia precisa

de cubrir y exponer el cuerpo al aire fresco, siguiendo un

régimen de tiempo específico facilitado por el uso de un

temporizador.

El baño de aire Nishi es un proceso alternativo que

comienza cubriendo el cuerpo y exponiéndolo después al

aire fresco de forma regulada. Esta secuencia es crucial,

ya que ayuda a optimizar los beneficios del baño de aire.

El uso de un temporizador garantiza que cada fase del

baño de aire se realice durante el tiempo adecuado, maximizando su eficacia.

La naturaleza estructurada del Baño de Aire de Nishi lo diferencia de otros métodos, ya que hace hincapié en la importancia de seguir el calendario y la secuencia para lograr resultados óptimos. Este enfoque refleja la comprensión holística que Nishi tiene del cuerpo y sus funciones, destacando la interconexión de diversos procesos fisiológicos.

En general, el baño de aire Nishi ofrece un enfoque completo y metódico para aprovechar los beneficios del aire fresco, destacando la importancia del momento y la secuencia adecuados para optimizar los efectos terapéuticos del baño de aire.

El baño de aire de Nishi contiene **11 ciclos**. Es una

secuencia de estar desnudo y luego vestido. Lo mejor es

llevar un albornoz para que sea más fácil cogerlo y

exponer el cuerpo al aire fresco.

El baño de aire de Nishi contiene **11 ciclos**. Es una

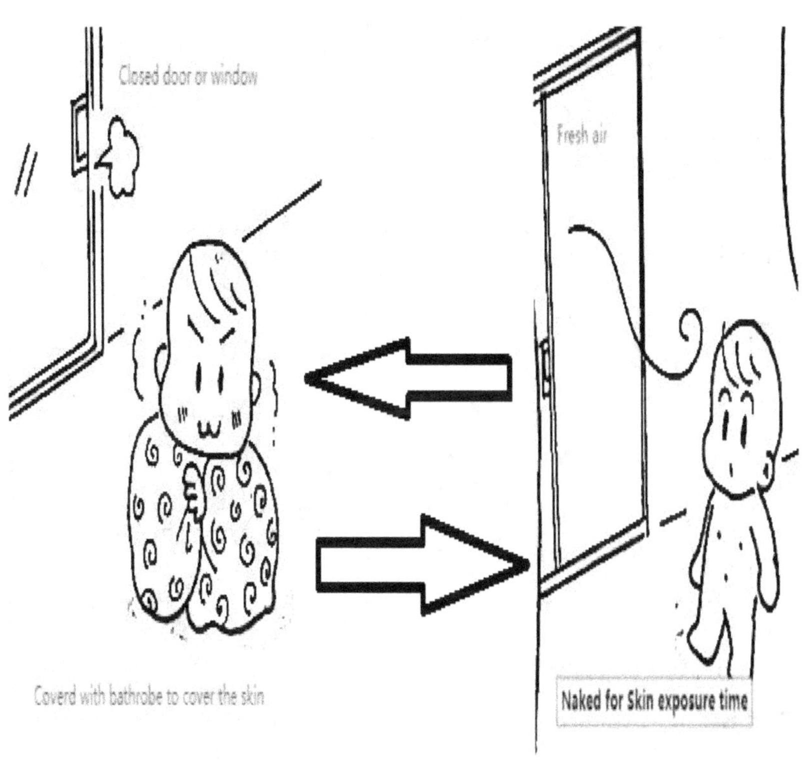
Closed door or window
Fresh air
Coverd with bathrobe to cover the skin
Naked for Skin exposure time

Ciclos	Tiempo de estar desnudo	Hora de vestirse
1	20 segundos	1 minuto
2	30	1 minuto
3	40	1 minuto
4	50	1 minuto
5	60	1 minuto y medio
6	70	1 minuto y medio
7	80	1 minuto y medio
8	90	2 minutos
9	100	2 minutos
10	110	2 minutos

11	120	Descansar sobre un suelo duro vestido para estimular el hígado

Nota importante: El baño de aire debe hacerse en un lugar expuesto al aire fresco. No lo hagas en un lugar con contaminación atmosférica o cerca de humos.

La idea del baño de aire es exponer el cuerpo al aire fresco y quemar monóxido de carbono.

El baño de aire es gratuito y puede utilizarlo cualquier persona. En el caso de una persona inválida, puede hacerse dentro de una habitación con las ventanas abiertas para que circule el aire fresco.

Para prevenir el cáncer, basta con realizar el ejercicio del baño de aire dos veces al día. Sin embargo, para las personas con enfermedades crónicas como el cáncer, se recomienda realizar el ejercicio al menos de 6 a 10 veces al día. En los casos de cáncer más avanzados, puede ser beneficioso aumentar la frecuencia a 13 veces al día. El ejercicio, aunque consume algo de tiempo, requiere un mínimo de 30 minutos para completar toda la secuencia, pero los beneficios para la salud hacen que merezca la pena. Para las personas con intoxicación crónica por monóxido de carbono, el ejercicio debe realizarse de 4 a 6 veces al día durante al menos 6 meses, y después dos veces al día como medida preventiva.

El ejercicio del baño de aire es refrescante y sencillo de realizar. Todo lo que se necesita es un albornoz para cubrirse, que puede quitarse durante la exposición al aire fresco. Es esencial utilizar el sentido común y realizar el ejercicio en una zona limpia, evitando zonas industriales, lugares con contaminación atmosférica o ambientes con gases tóxicos. El objetivo principal del ejercicio es utilizar el aire fresco para limpiar tanto el cielo como el cuerpo. Para quienes buscan un enfoque integral del tratamiento holístico del cáncer, mi libro "Los cuatro elementos de la naturaleza contra el cáncer" ofrece un protocolo en profundidad. Este libro ofrece orientación detallada sobre nutrición, suplementos y métodos de desintoxicación que pueden mejorar la eficacia del tratamiento.

Por último, la psique de un paciente de cáncer desempeña un papel crucial en el proceso de curación. La meditación puede ser increíblemente beneficiosa en este sentido, sobre todo durante el viaje de curación y las posibles crisis curativas. Un método sencillo pero eficaz consiste en meditar durante al menos 40 minutos, sentado y concentrado únicamente en la respiración con los ojos cerrados. Esta práctica puede aumentar la resistencia del cuerpo y complementar los beneficios del ejercicio del baño de aire.

FIN

www.ingramcontent.com/pod-product-compliance
Lightning Source LLC
Chambersburg PA
CBHW051859250726
48659CB00006B/2295